년　　월　　일　　요일

노란 웃음을 가득 머금고 봄을 알리는

개나리

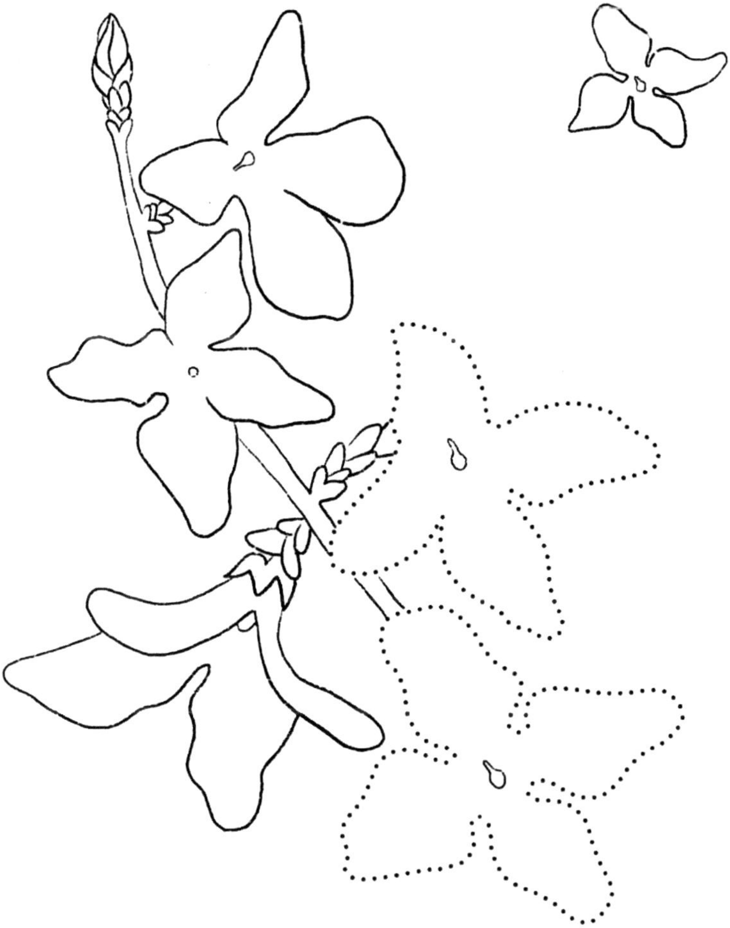

년 월 일 요일 마음 날씨:

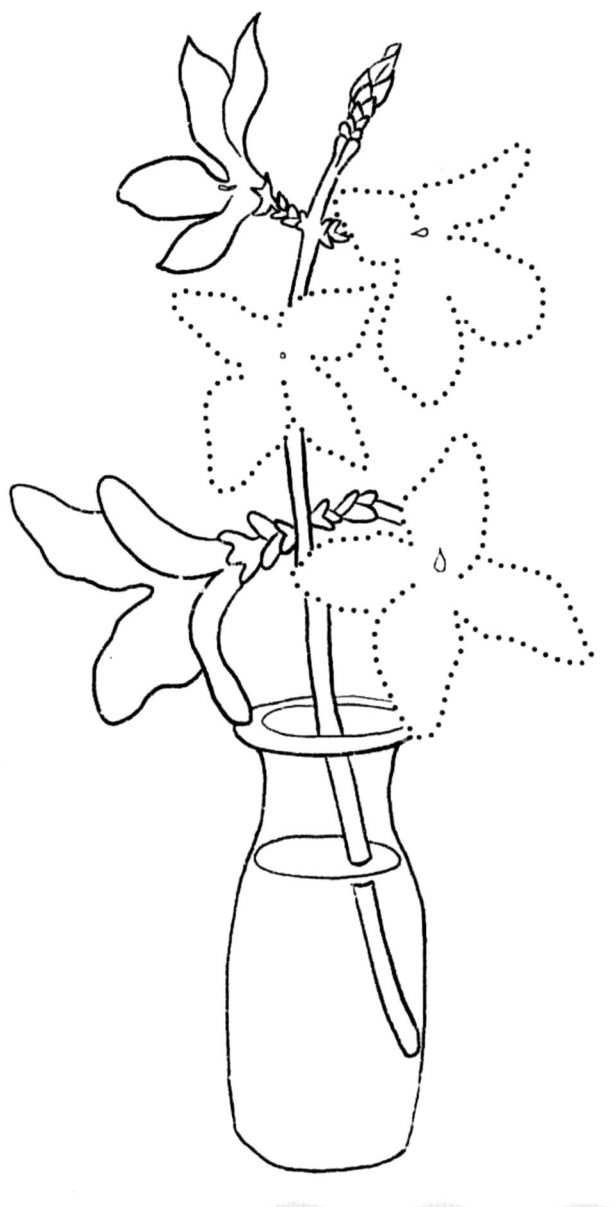

봄을 데려왔다　　　　　개나리　　병 꽂이

년   월   일   요일   마음 날씨:

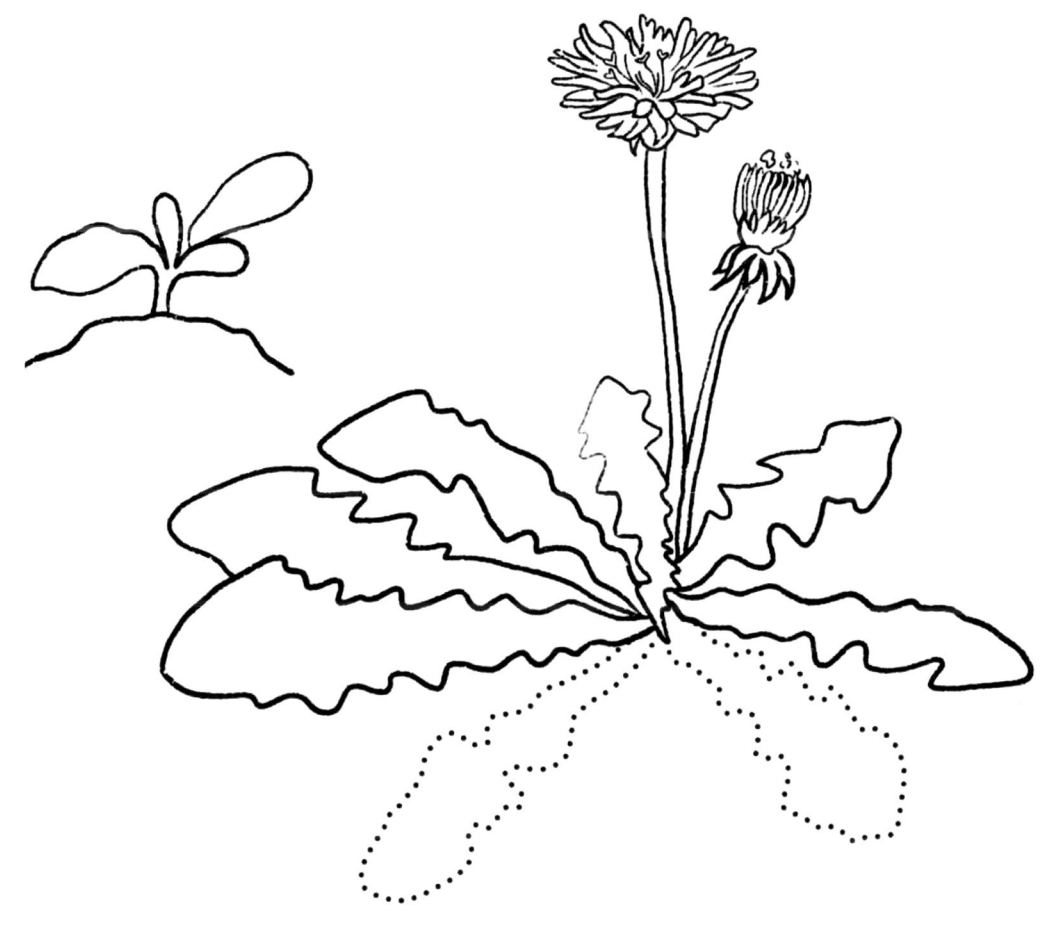

강인한 생명력

년   월   일   요일   마음 날씨:

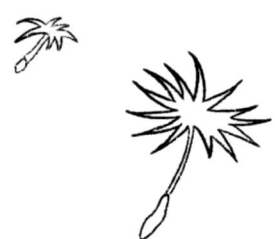

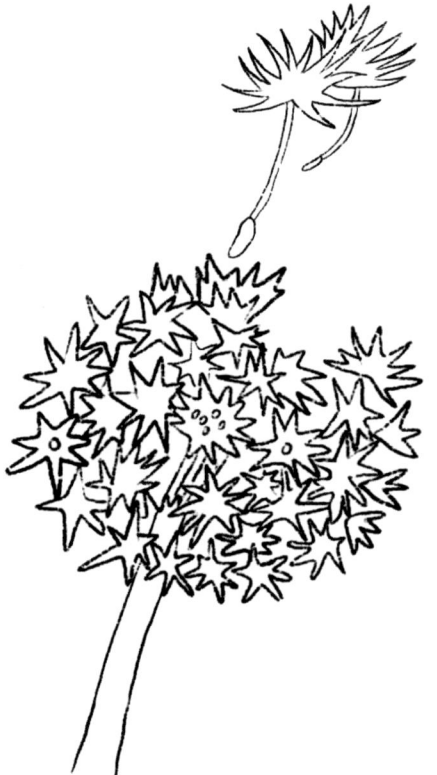

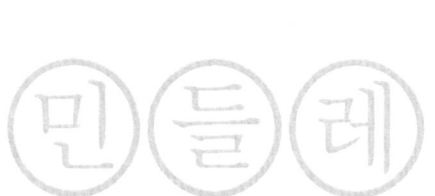 씨는 훨훨 하늘을 날아

년   월   일   요일   마음 날씨:

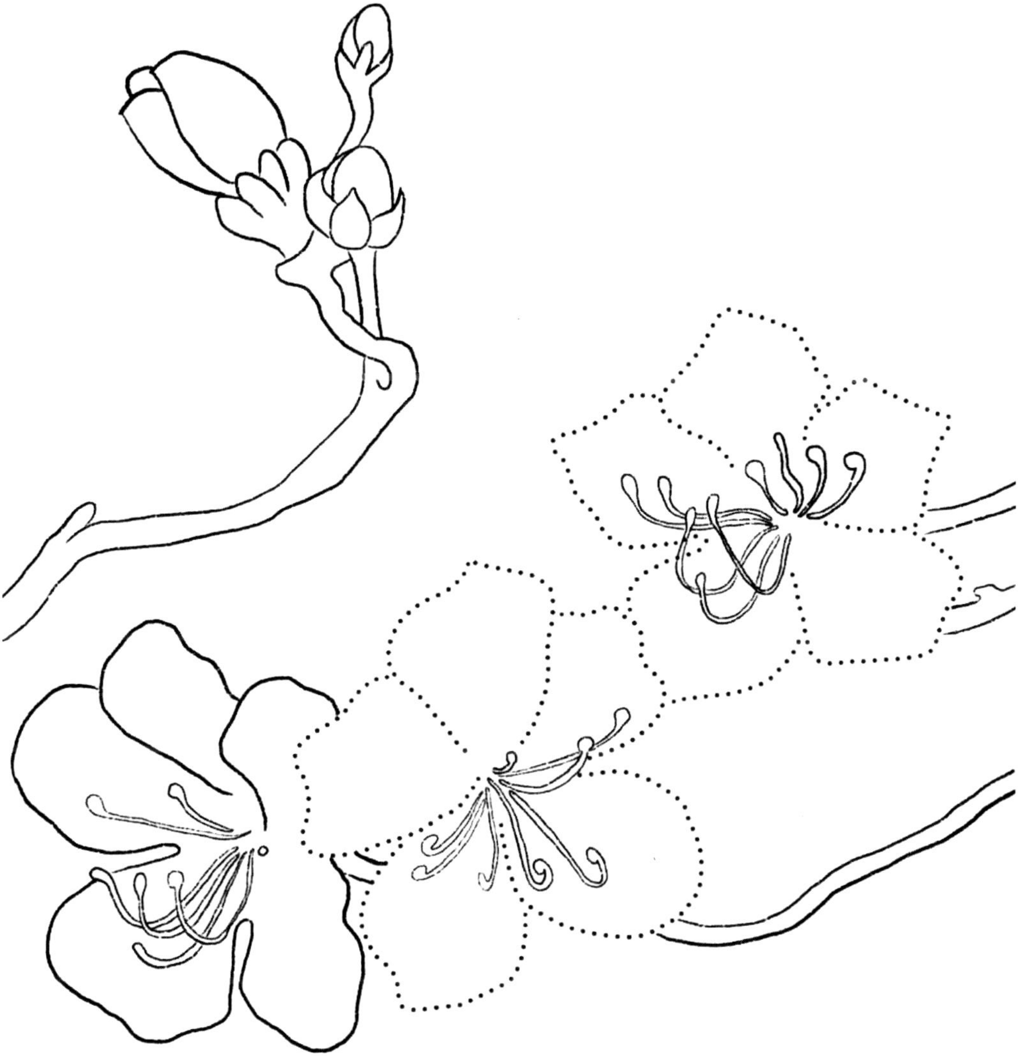

봄의 참꽃

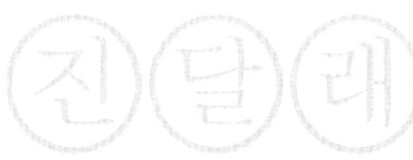

| 년   월   일   요일   마음 날씨: |

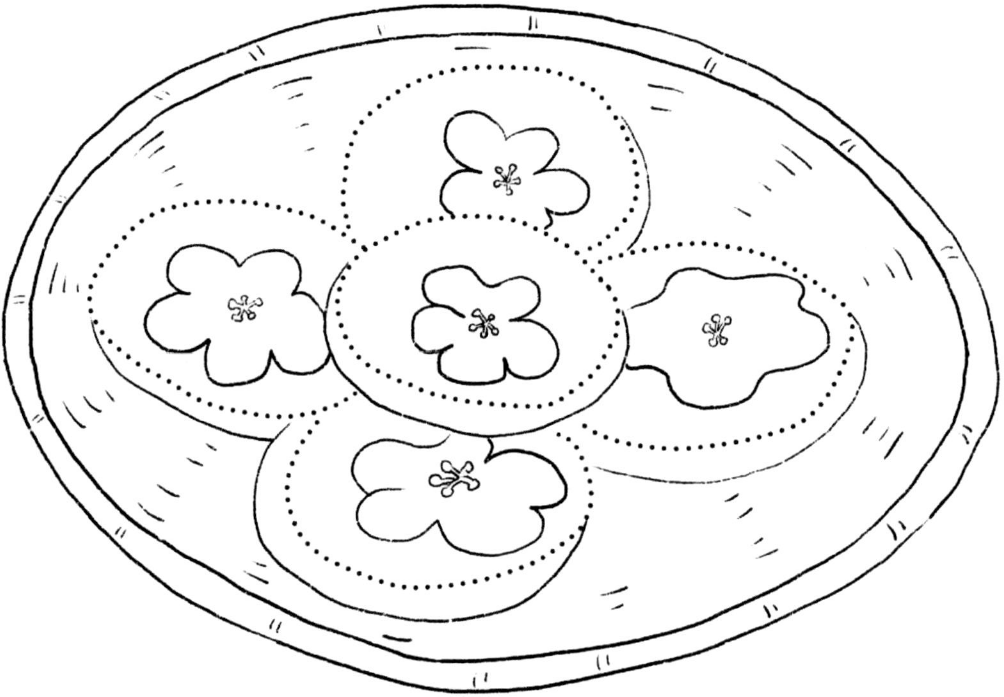

삼월 삼짇날에 먹는 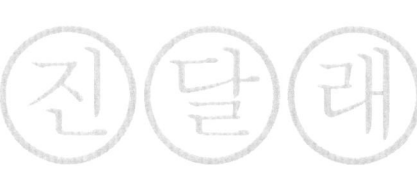 화전

년   월   일   요일   마음 날씨:

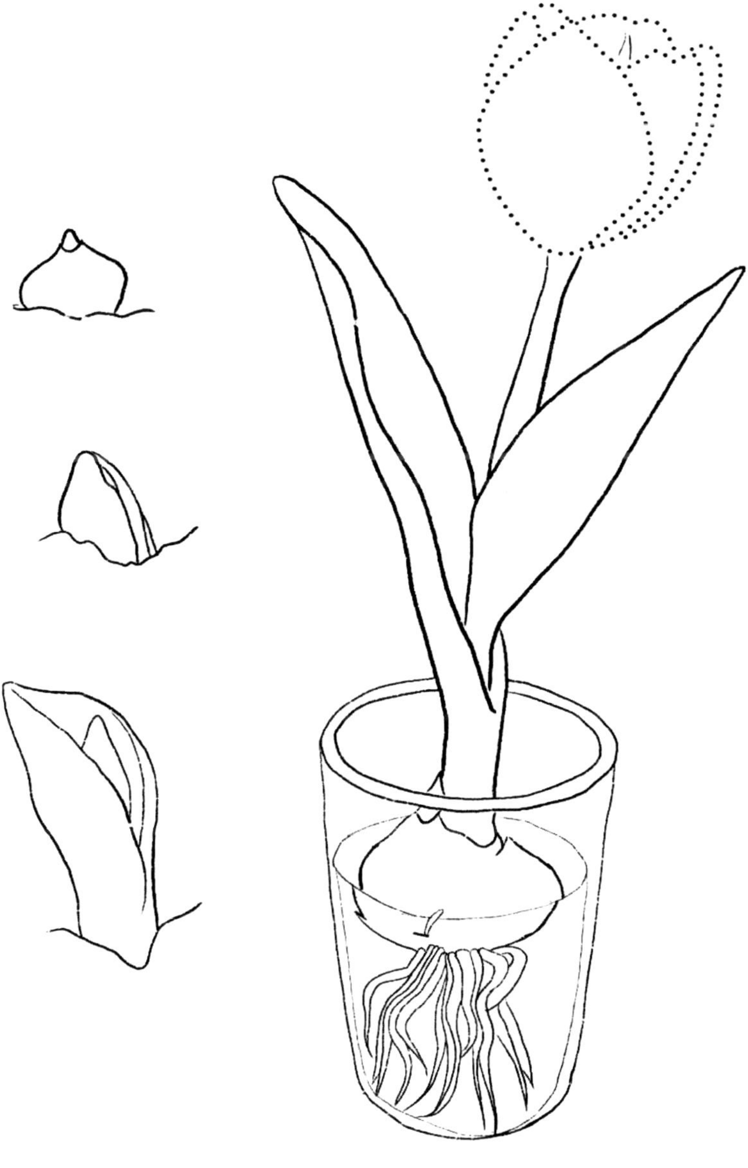

아름다운 꽃

년 월 일 요일 마음 날씨:

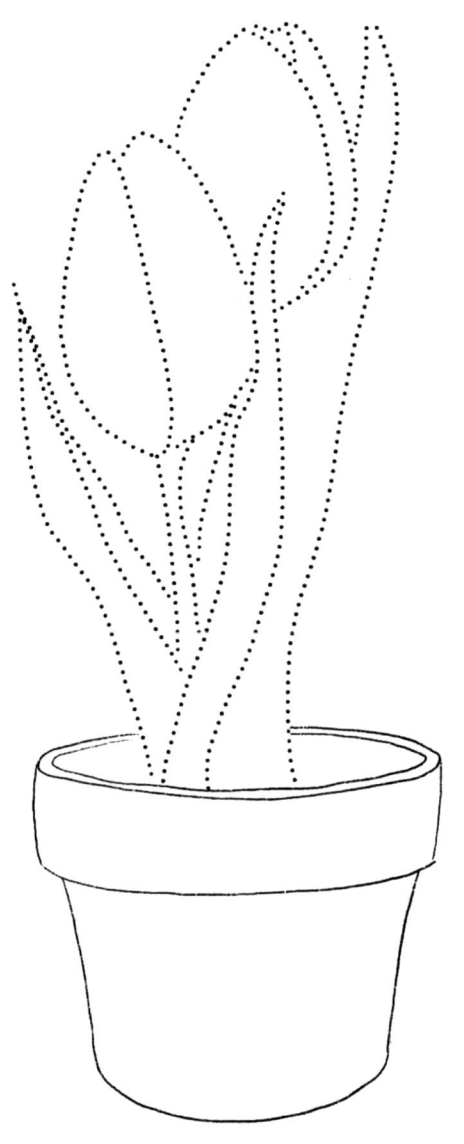

화사한 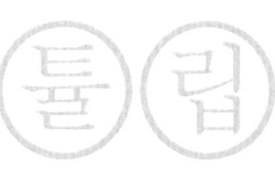 꽃 화분

년   월   일   요일   마음 날씨:

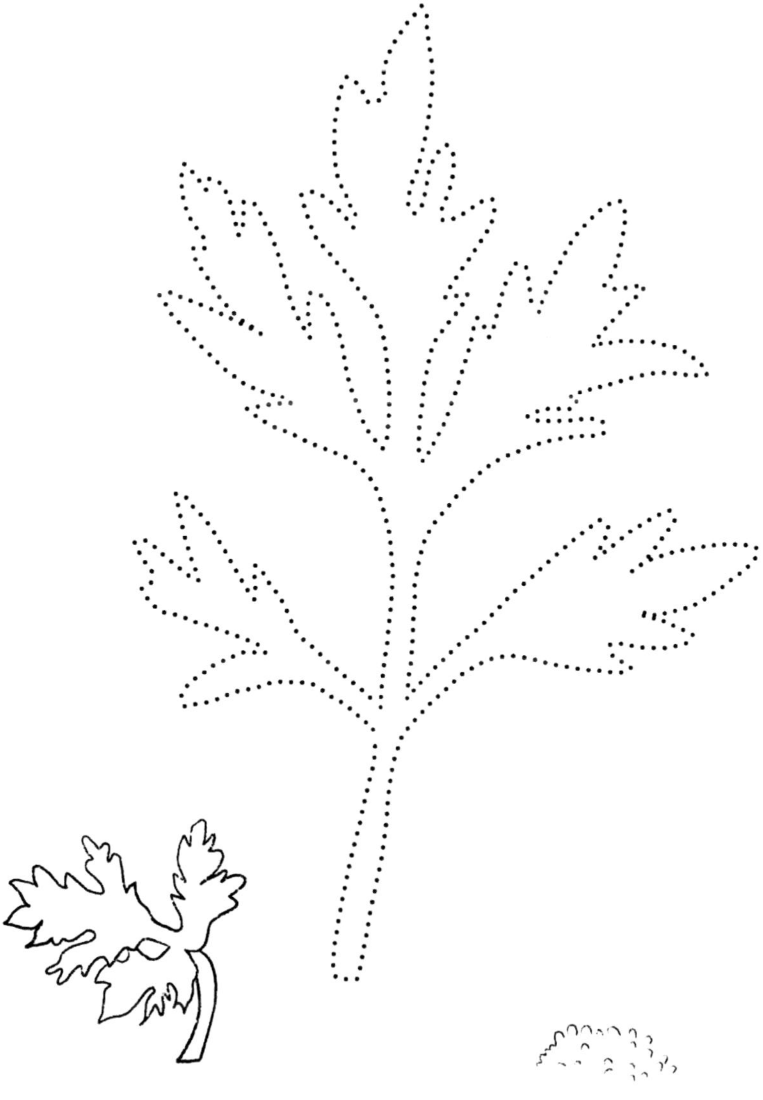

봄 향내 가득 품은

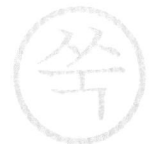

년 월 일 요일 마음 날씨:

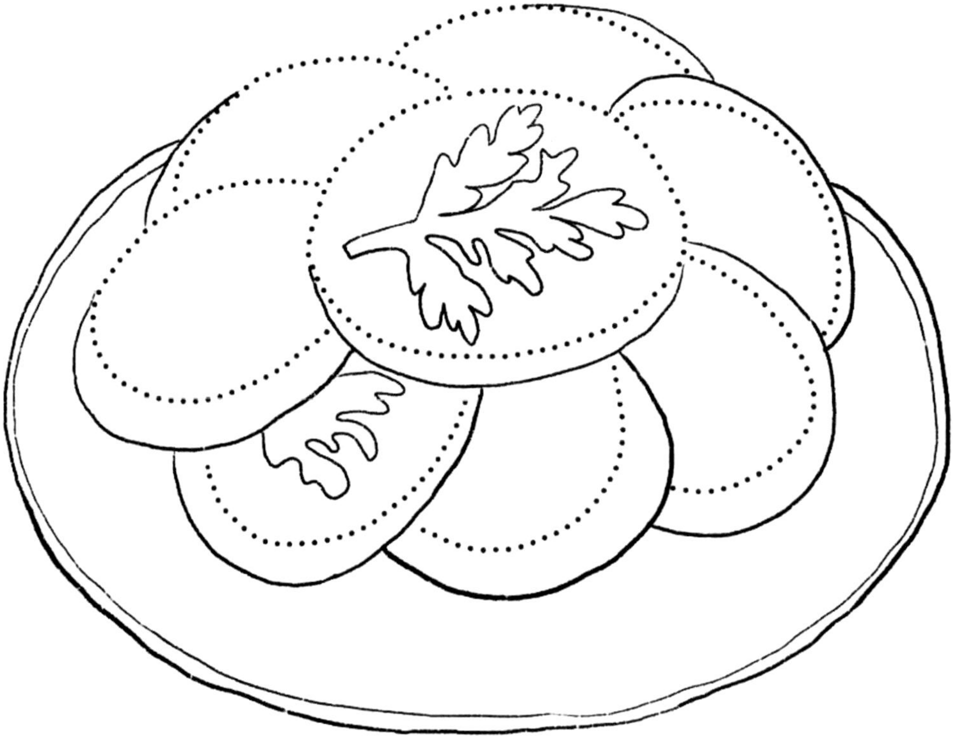

따스한 온기를 머금은 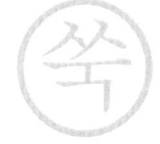 떡

년   월   일   요일   마음 날씨:

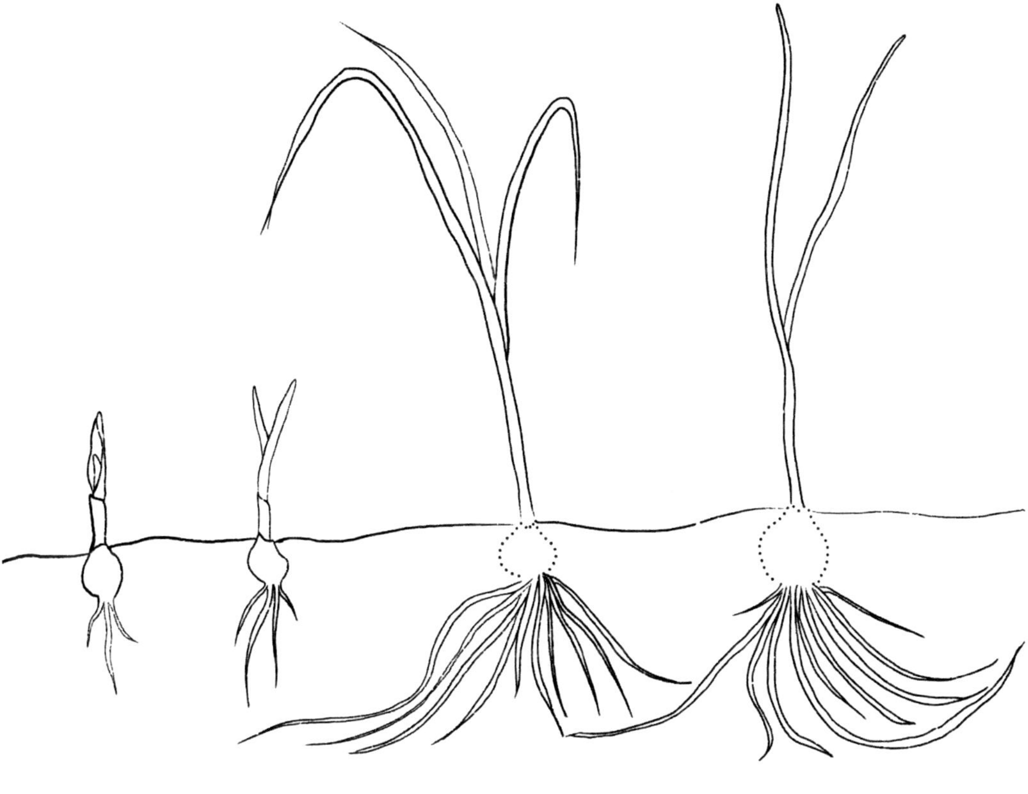

톡 쏘는 매운맛과 향

년 월 일 요일 마음 날씨:

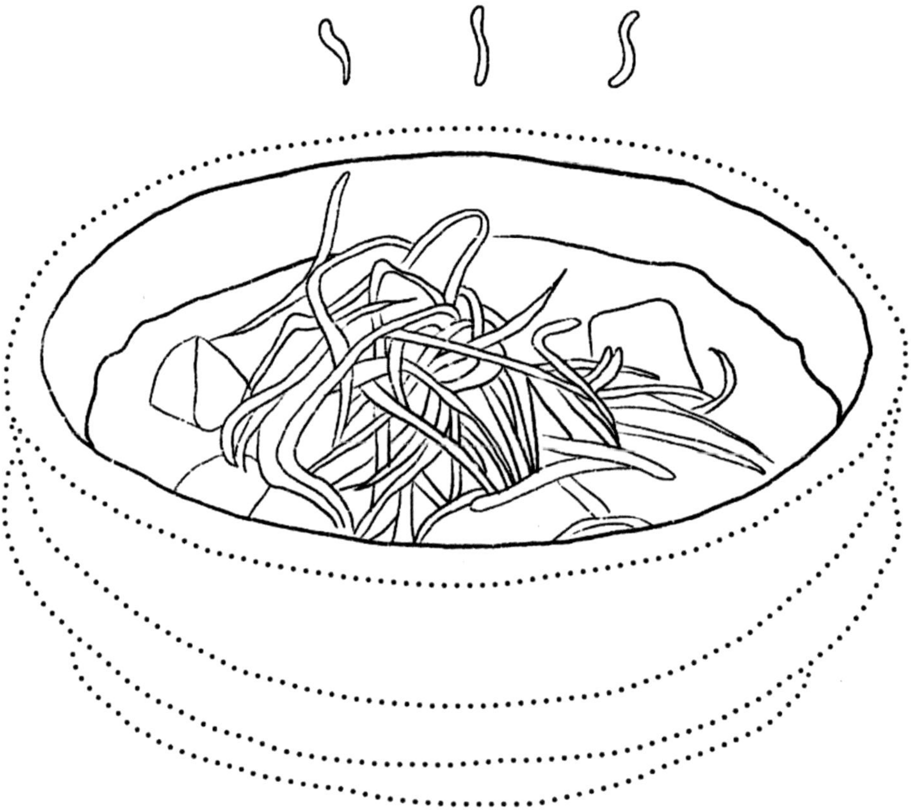

봄 내음 솔솔 영양 가득 달래 된장찌개

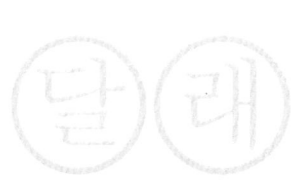

년   월   일   요일   마음 날씨:

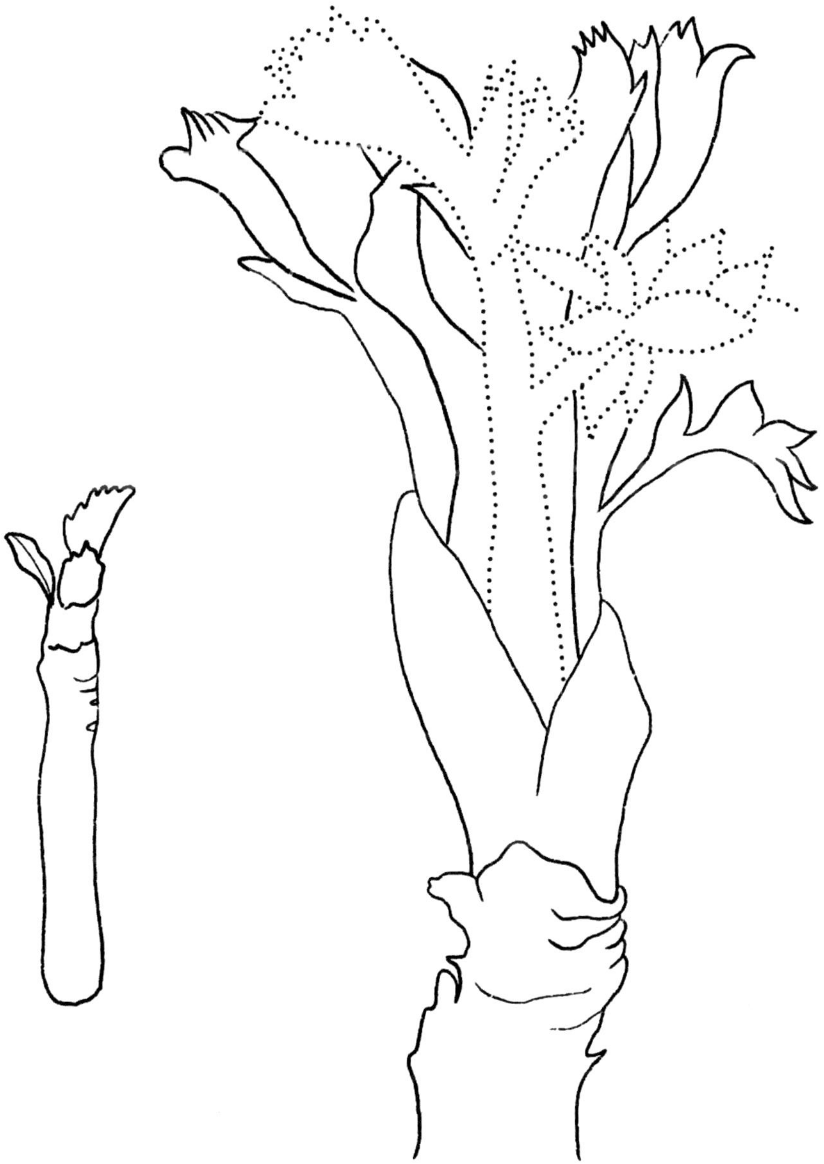

두릅나무의 새순

년   월   일   요일   마음 날씨:

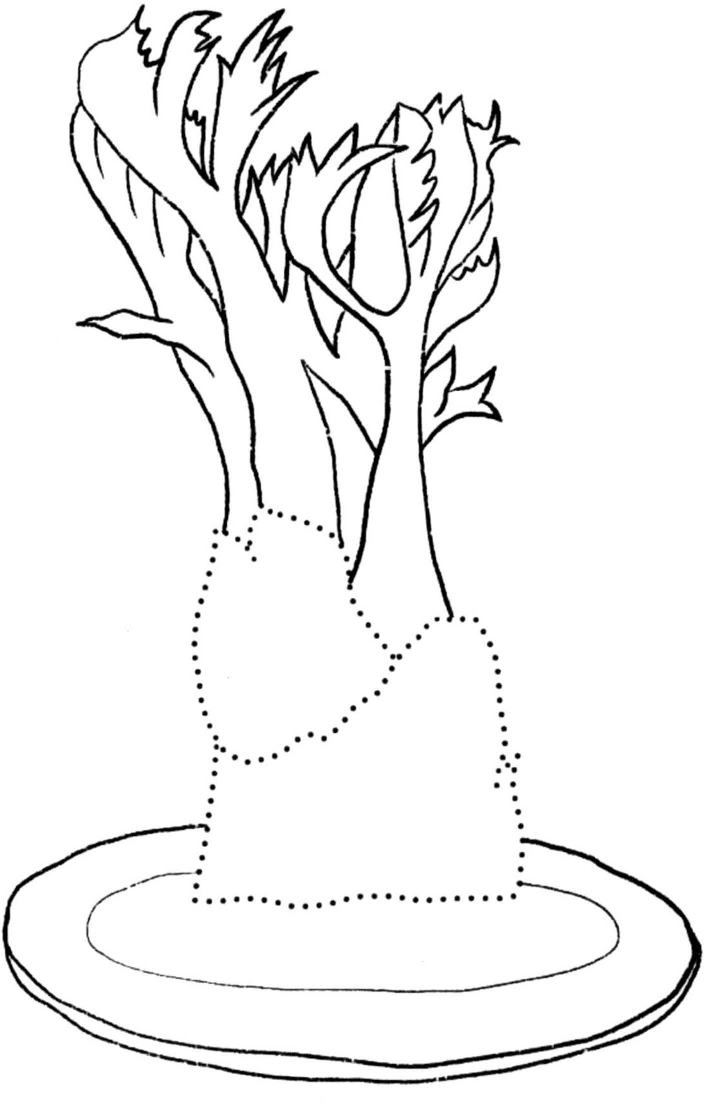

독특한 향이 나는 산나물   숙회

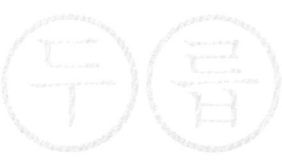

년 월 일 요일 마음 날씨:

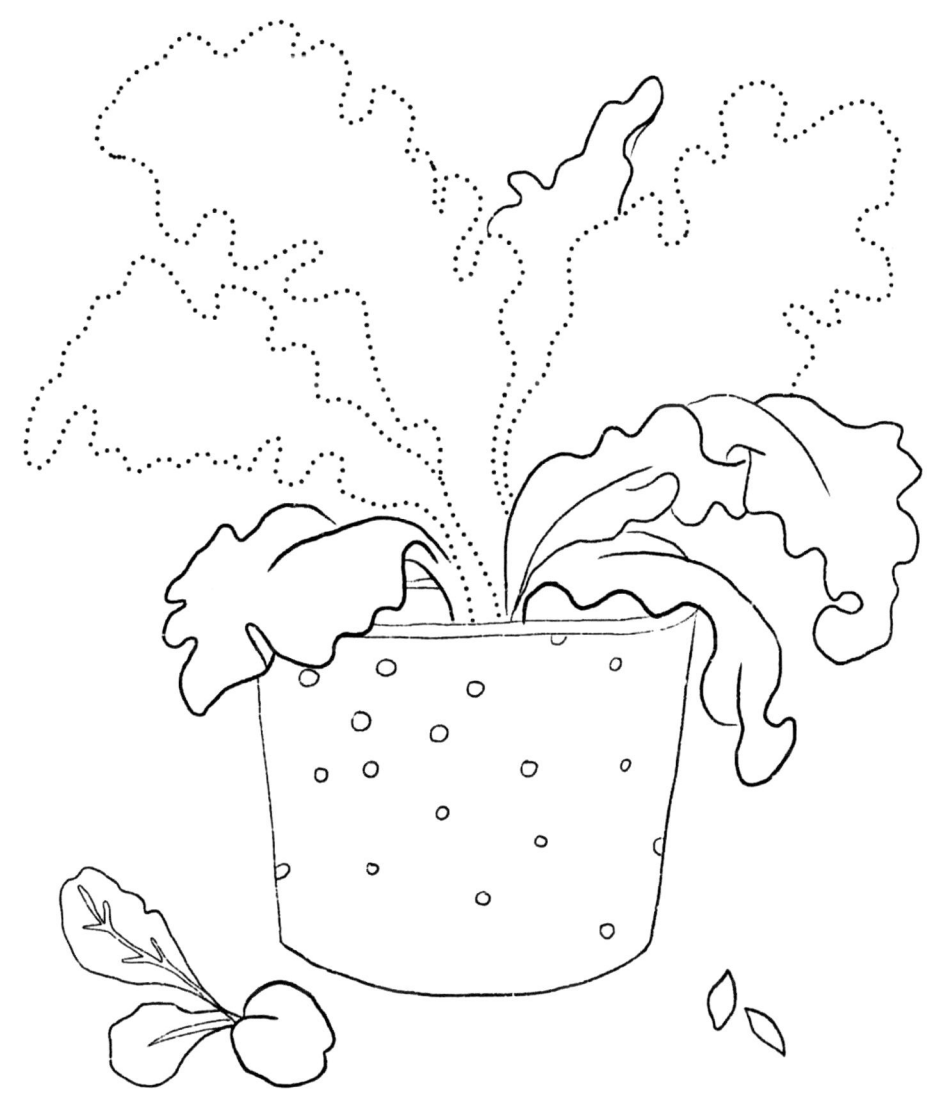

복을 싸 먹다

년 월 일 요일 마음 날씨:

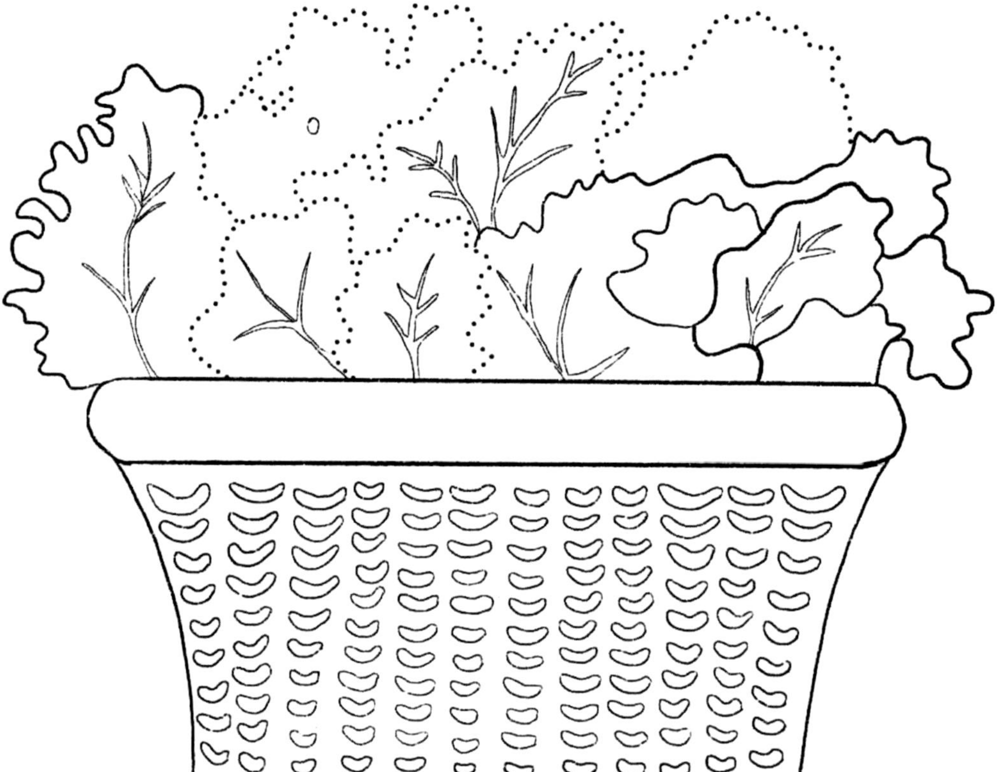

싱그러운 　　　 샐러드

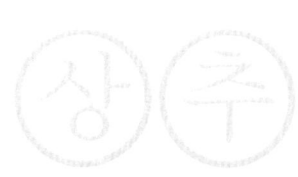

년   월   일   요일   마음 날씨:

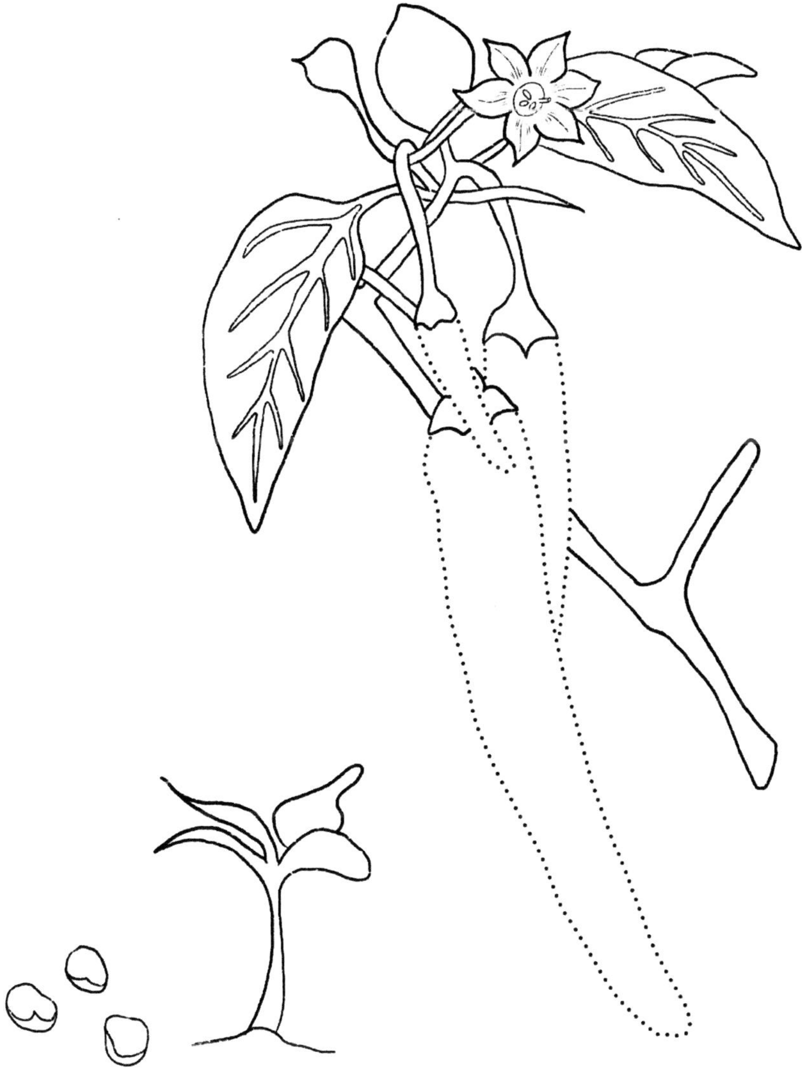

매운맛

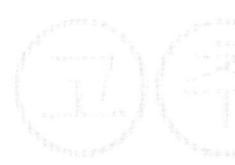

년 월 일 요일 마음 날씨:

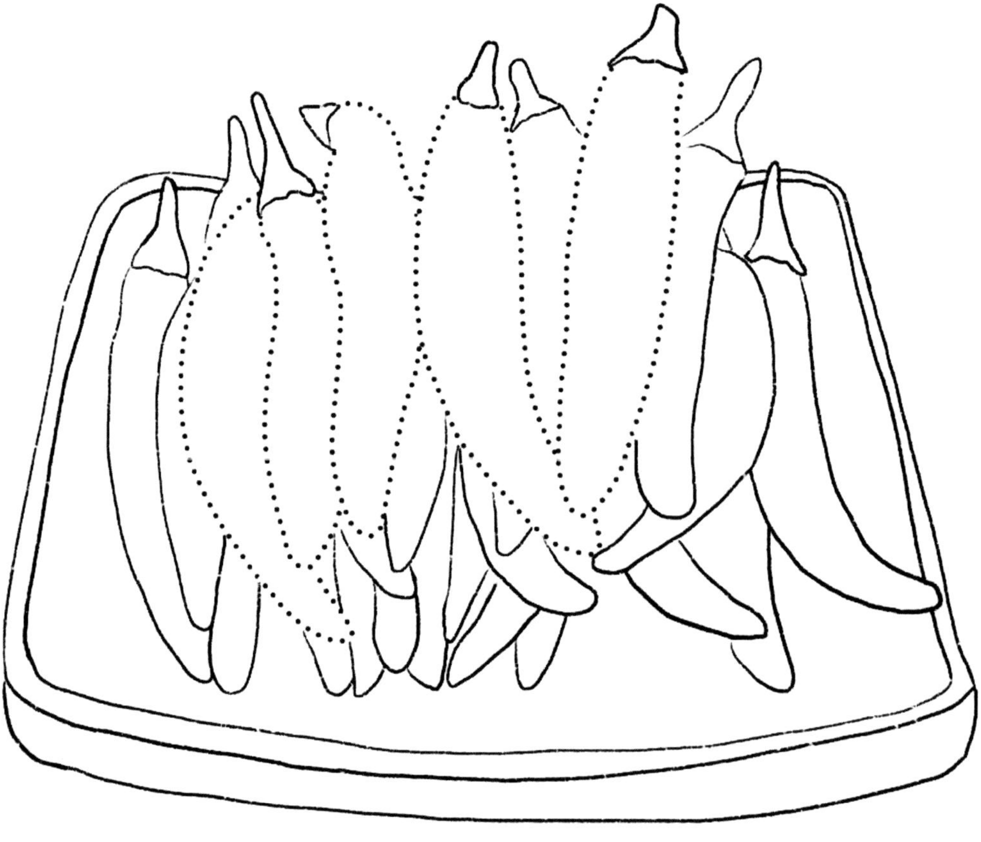

간장과 만난 장아찌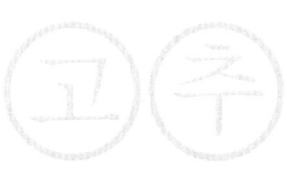

| 년 월 일 요일 마음 날씨: |

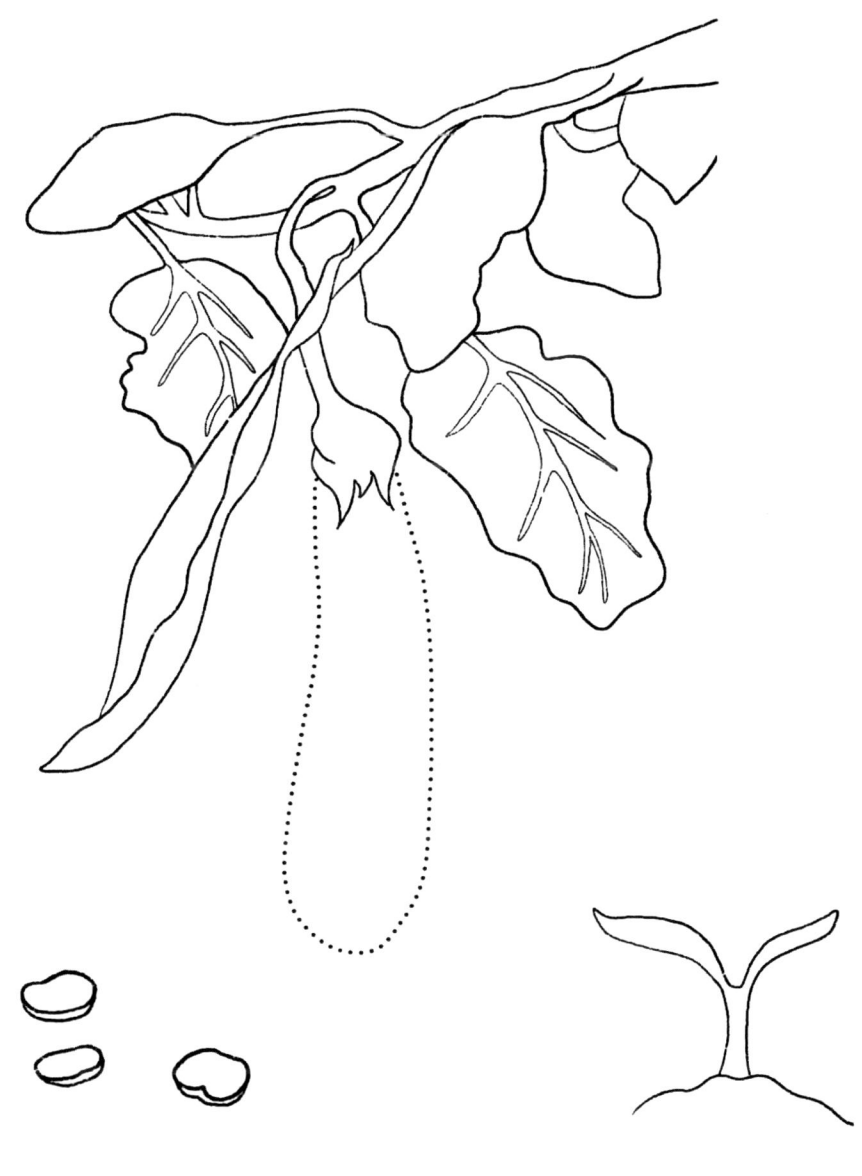

봄빛을 머금은 보라색

년 월 일 요일 마음 날씨:

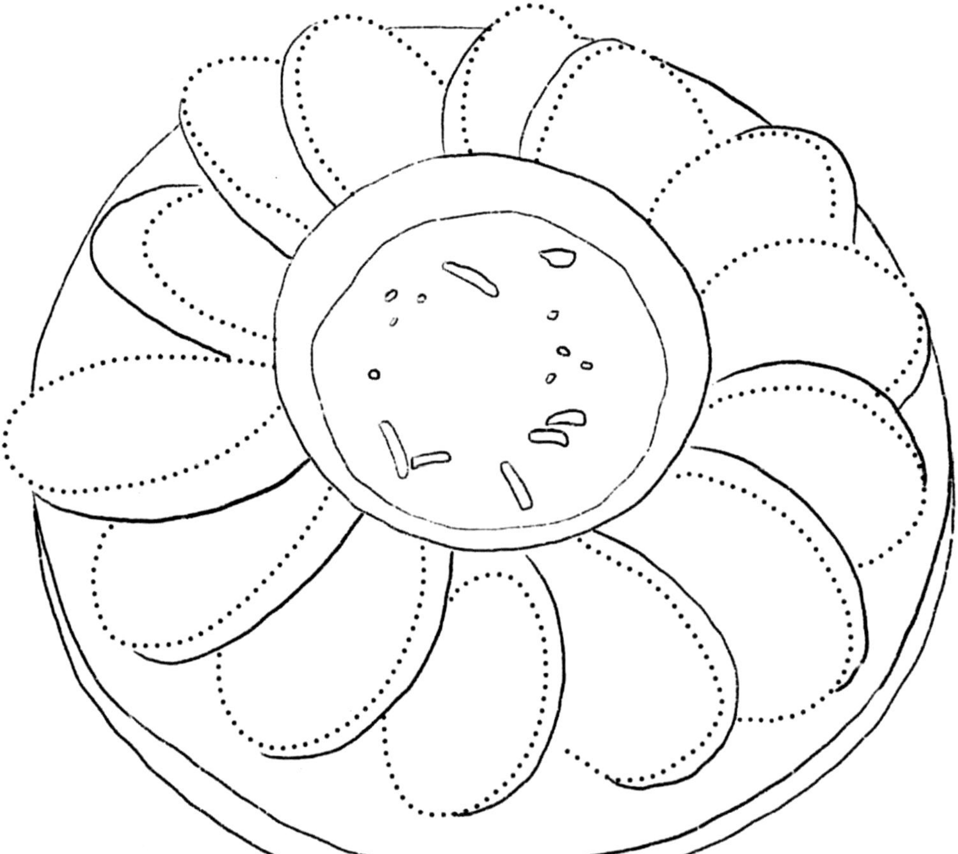

바삭한 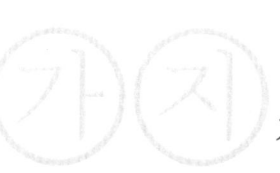 전